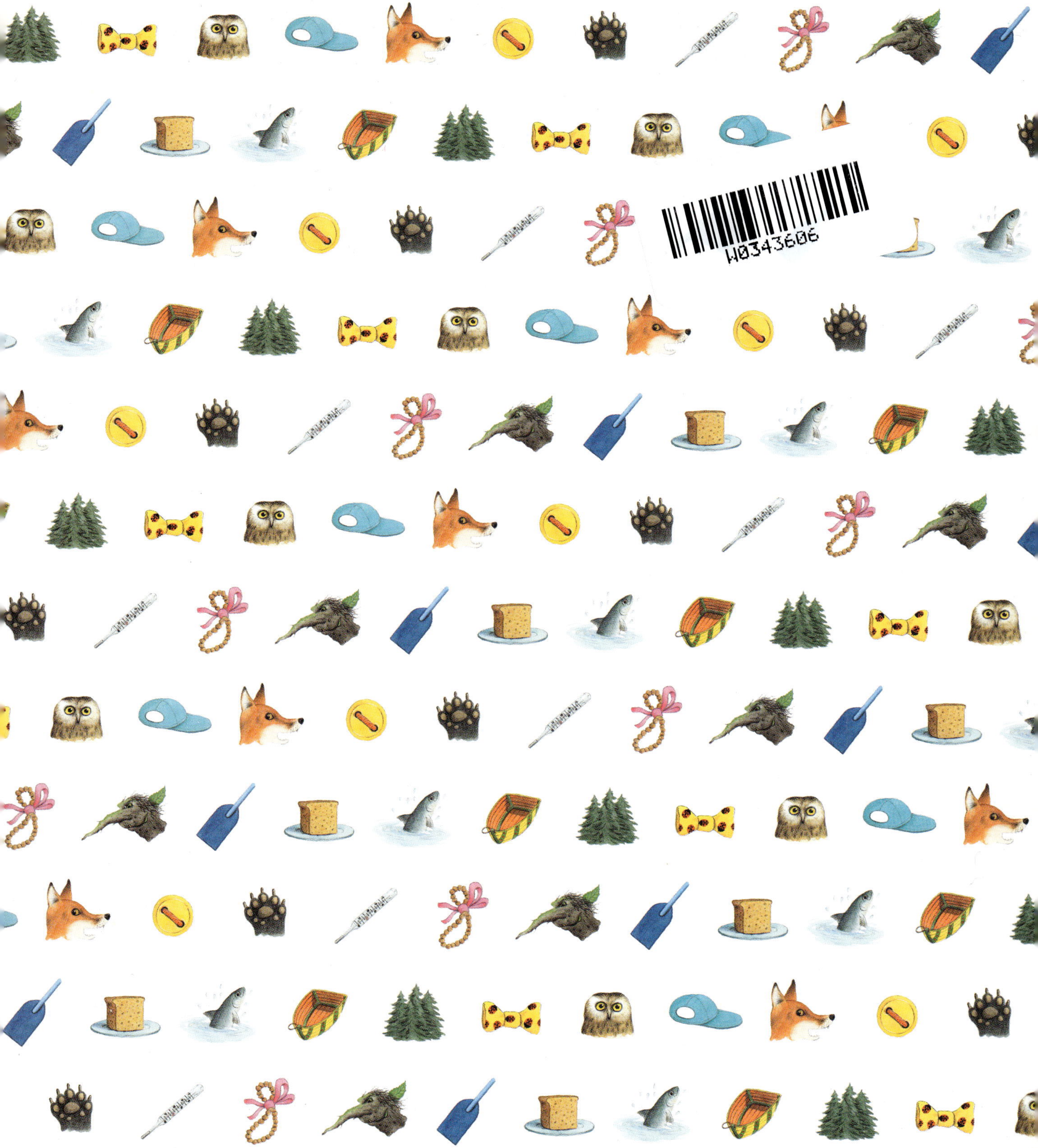

Gesetzt nach den Regeln der neuen deutschen Rechtschreibung.

Cover und Illustrationen von Bruno Wegscheider.
Titelschrift von Moritz Wegscheider.

www.dachs.at
ISBN 3-85191-288-8

A - 1220 Wien, Biberhaufenweg 100/38

Druck und Bindung: Druckerei Theiss GmbH, A - 9431 St. Stefan
030102/60/1

Christine Nöstlinger

DANI DACHS

hat Monster-Angst

Bilder von
Bruno Wegscheider

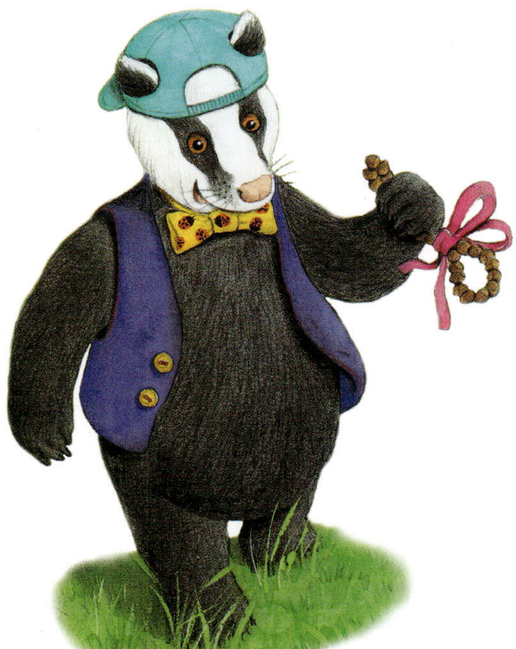

Dachs

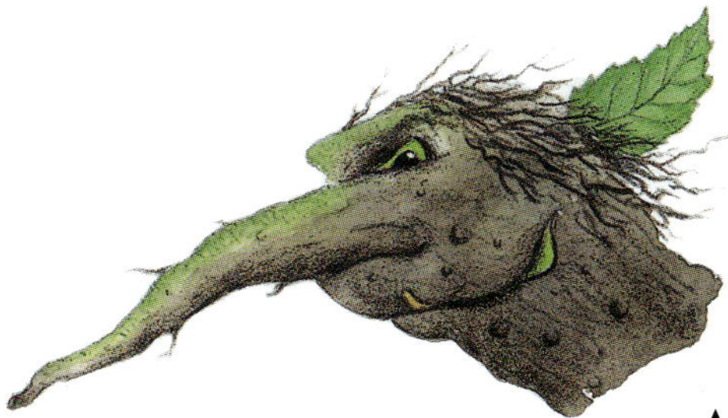

Dani Dachs hatte seine
Kusine Dolli sehr lieb.
Gern hätte er sie oft besucht.
Aber sie wohnte in Zwei-Birken.
Quer durch den Wald hätte er laufen müssen,
um zu ihr zu kommen, und das schaffte er nicht.
Weil er sicher war, dass mitten im Wald
ein grausiges Monster hauste.
Seine Freunde Resi Rebhuhn und Flo Fuchs
lachten ihn deswegen aus.
Sie sagten: „Du Angsthase, Monster gibt es nicht."
Aber Auslachen hilft nicht gegen die Angst,
und darum sah Dani Dolli nur,
wenn Mama und Papa Dachs
mit nach Zwei-Birken gingen.
Waren sie dabei, fürchtete er sich im Wald nicht.

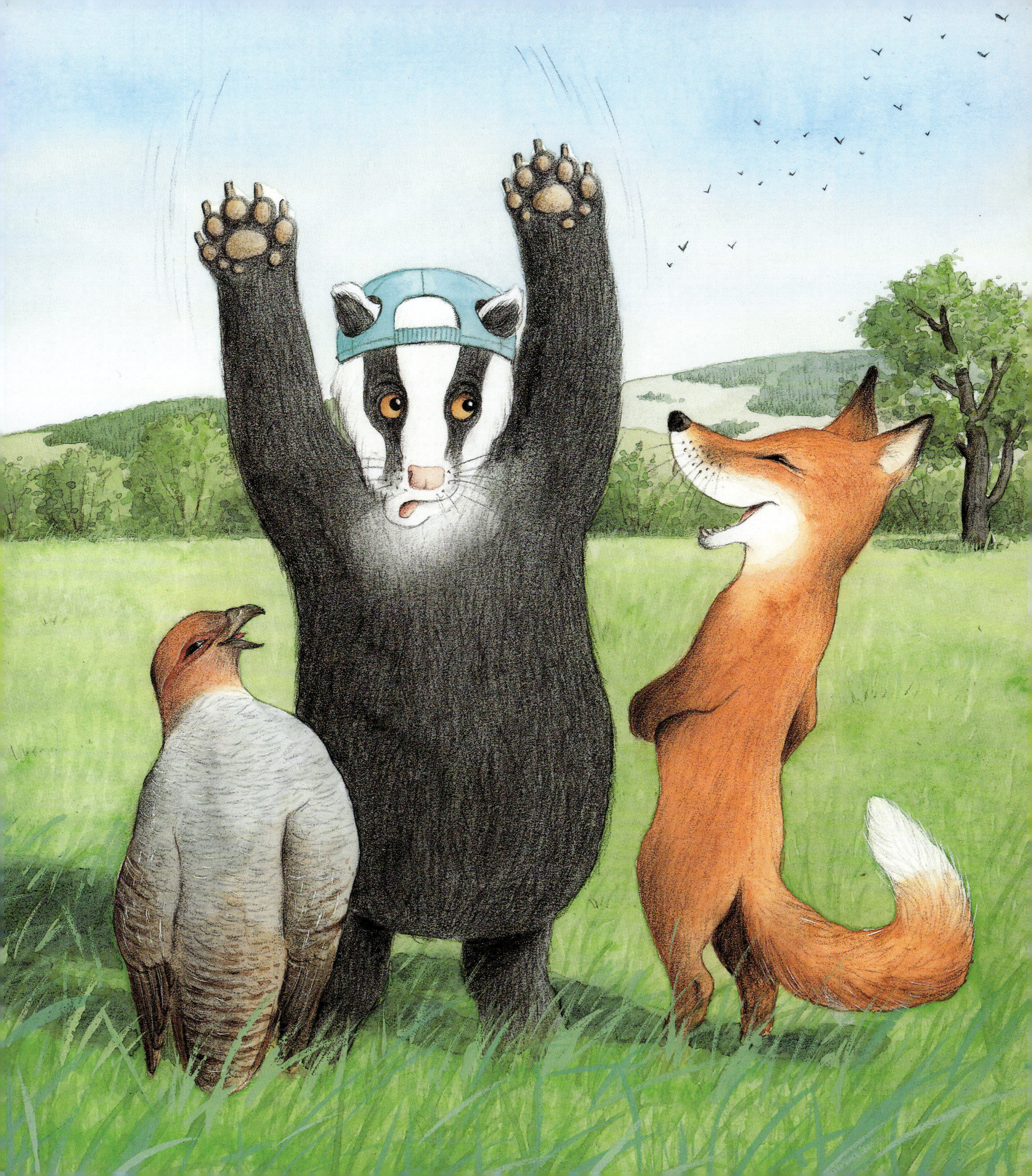

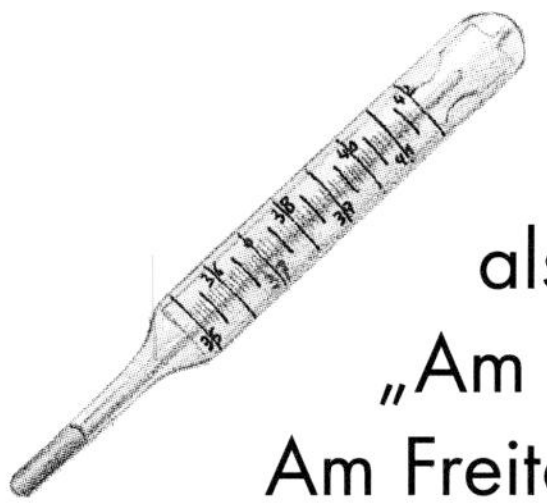

Also freute sich Dani riesig,
als Mama und Papa Dachs sagten:
„Am Samstag besuchen wir Dolli!"
Am Freitag bürstete Dani seine Jacke aus
und rieb die Goldknöpfe blank.
Das musste er selbst tun, weil Mama und Papa
Dachs im Bett lagen, niesten und husteten.
„Aber morgen seid ihr doch wieder gesund?",
fragte Dani besorgt.
„Hoff-fent--lich", nieste Mama Dachs.
„Hoff-fent---lich", hustete Papa Dachs.

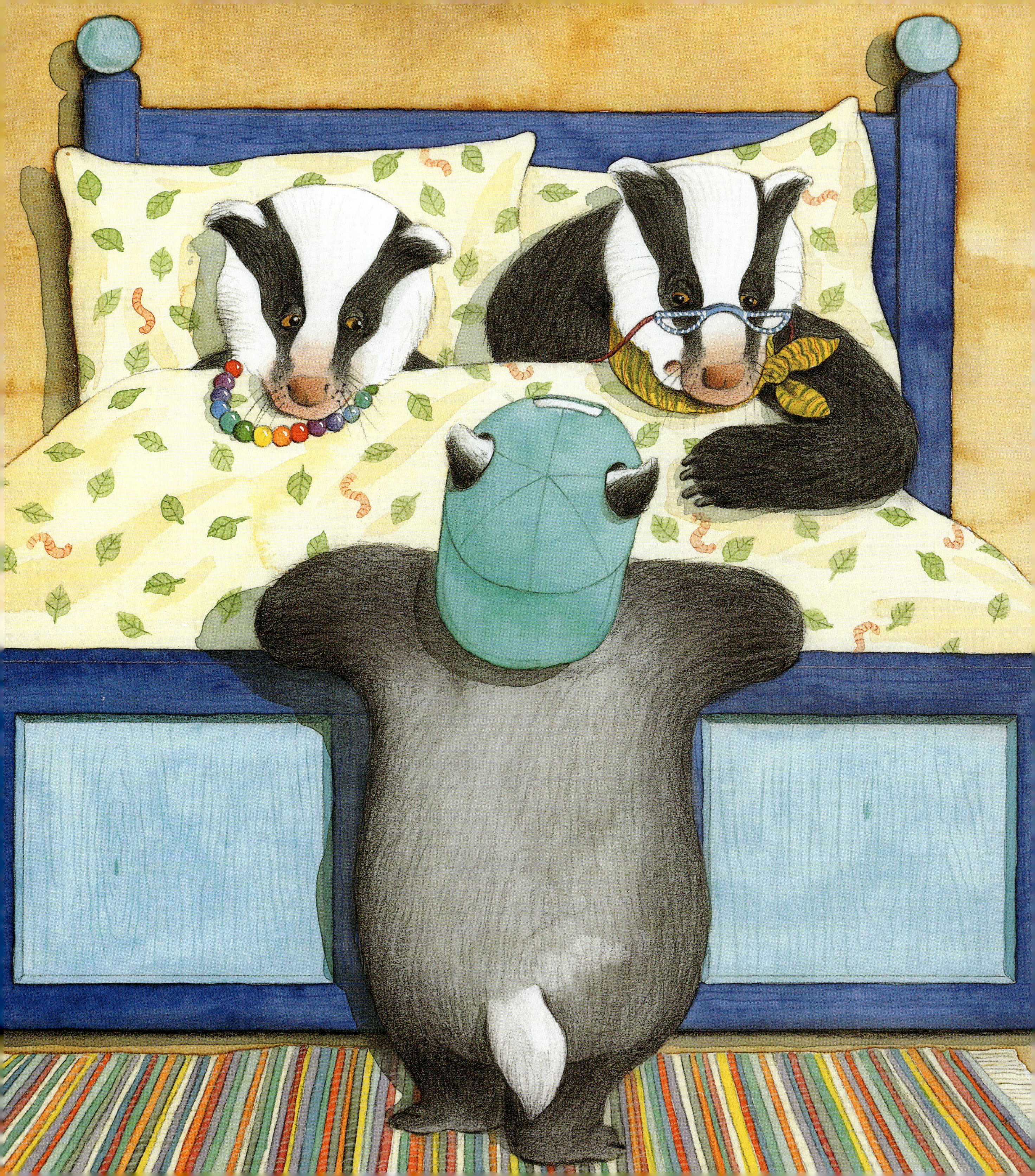

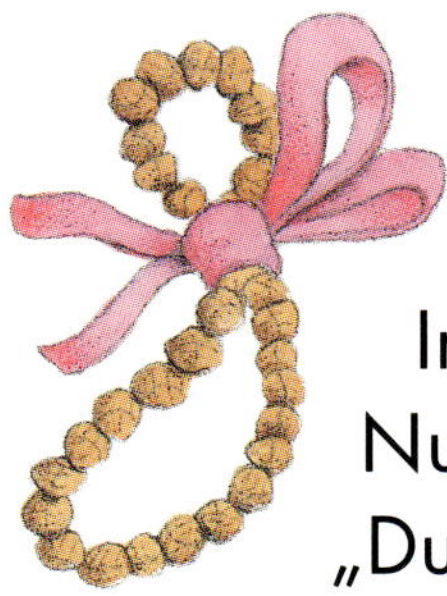

Am Samstag waren Mama
und Papa Dachs leider nicht gesund.
Im Gegenteil.
Nun hatten sie auch Halsweh.
„Du musst allein zu Dolli gehen“,
krächzte Papa Dachs.
„Er traut sich nicht durch den Wald“,
krächzte Mama Dachs.
„Dann soll er“, krächzte Papa Dachs,
„um den Wald rum gehen, den Bach lang.
So kommt er auch nach Zwei-Birken,
dauert nur länger!“
Dani hielt das für eine gute Idee.
Er zog die Goldknopf-Jacke an, nahm die
Haselnusskette, die er für Dolli gebastelt hatte,
und wieselte aus dem Bau, zum Bach runter.

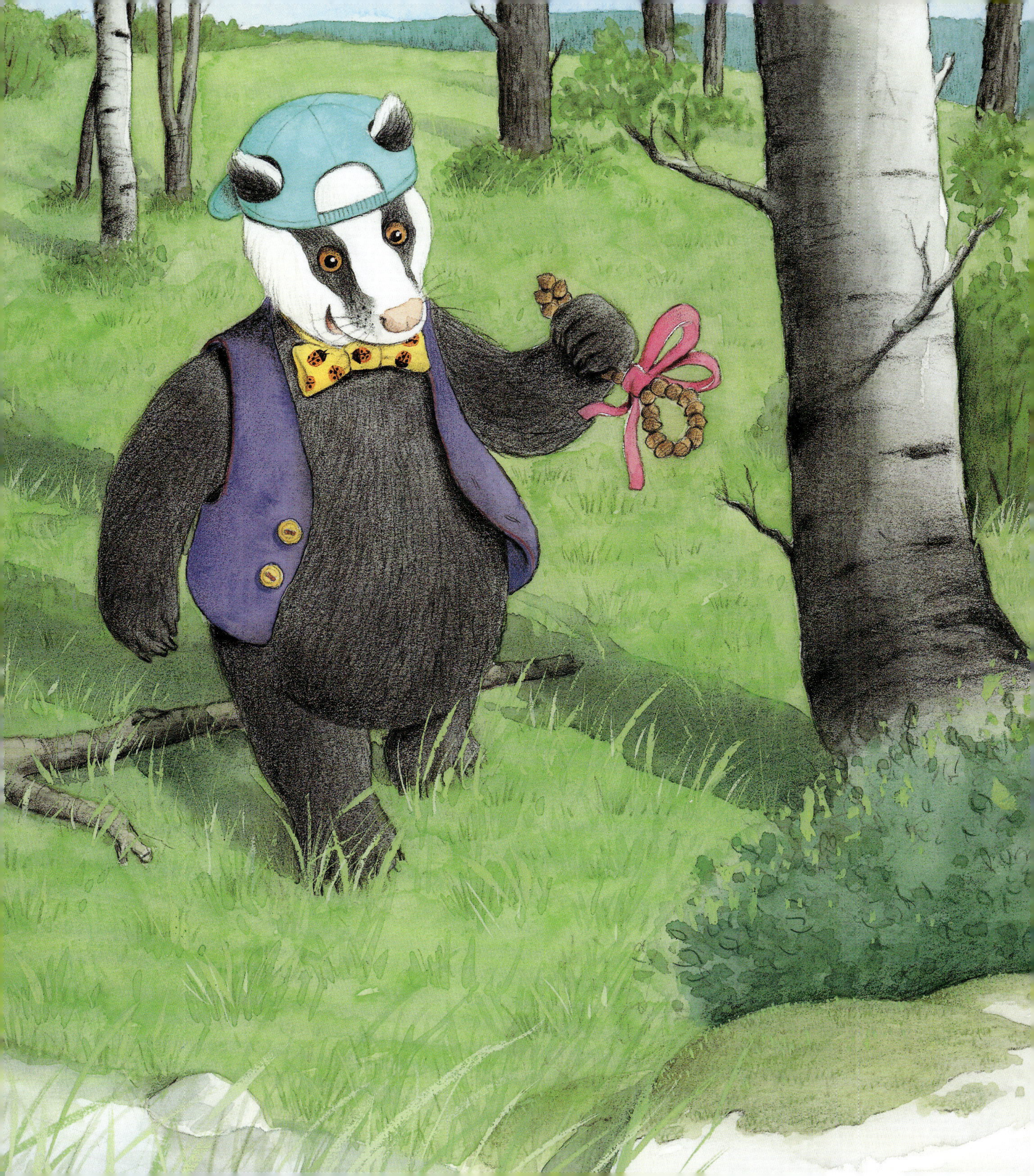

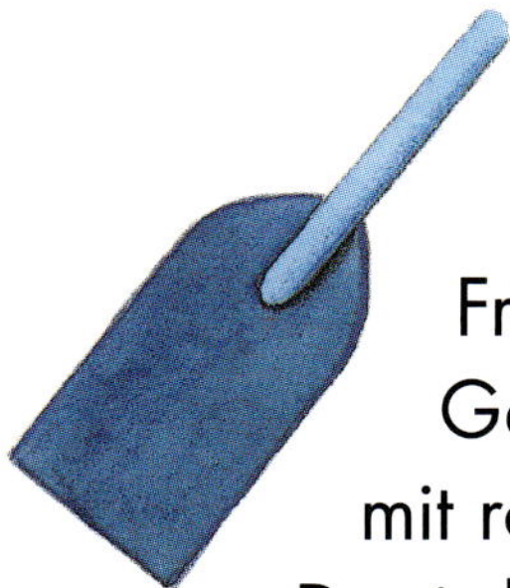

Im Bach schaukelte Otti Otters Boot.
Frisch lackiert war es!
Gelb mit grünen Streifen und
mit roten Punkten auf den grünen Streifen.
Dani dachte: Otti Otter ist übers Wochenende
zu Besuch bei Ben Biber.
Er braucht sein Boot erst morgen wieder,
und ich wäre mit dem Boot schneller bei Dolli
als zu Fuß!
Er knüpfte das Boot vom Pflock, sprang rein
und ließ sich den Bach runter treiben.
Sehr flott ging das, rudern musste er gar nicht,
bloß ein bisschen steuern,
um dicht am Ufer zu bleiben.

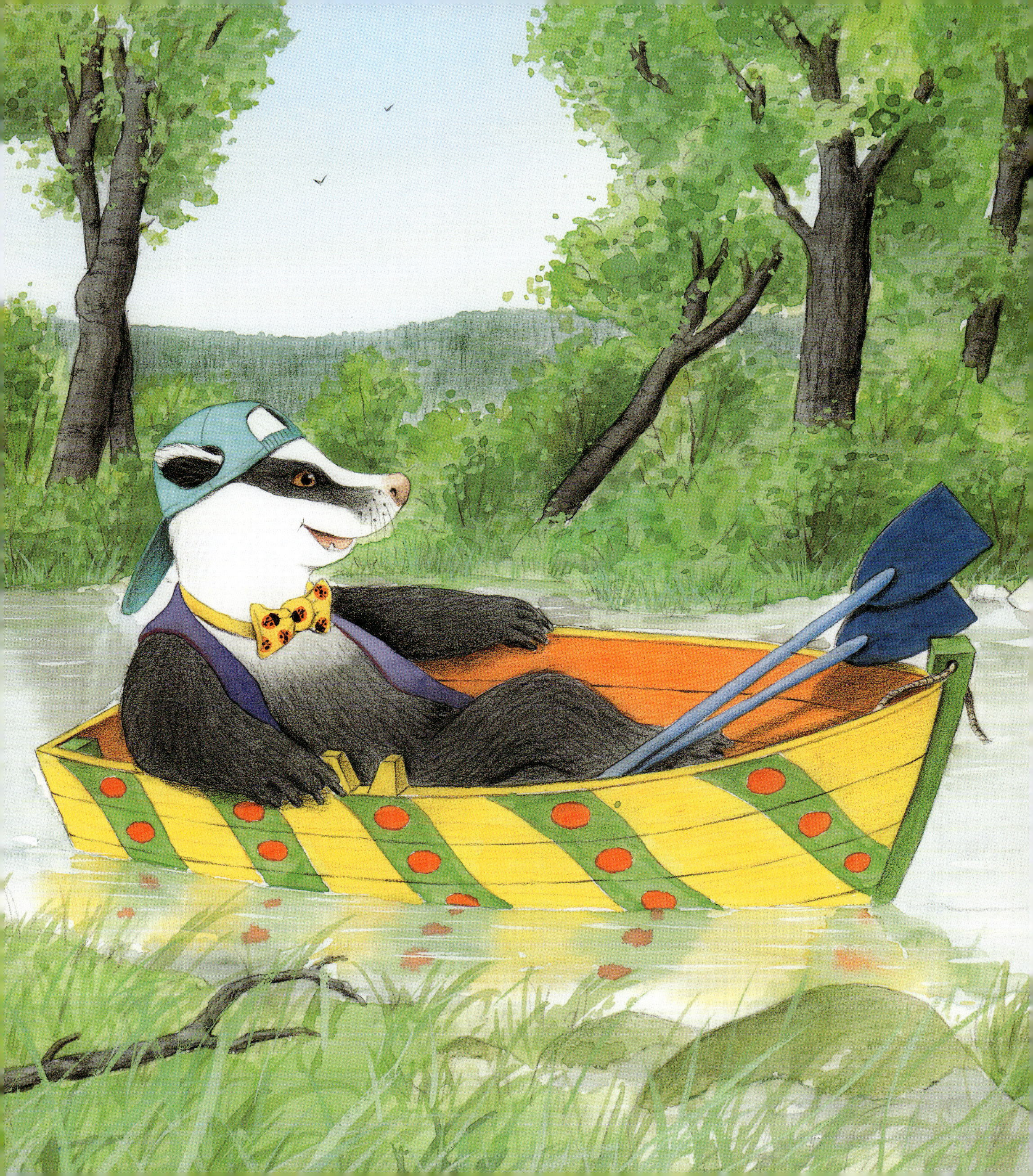

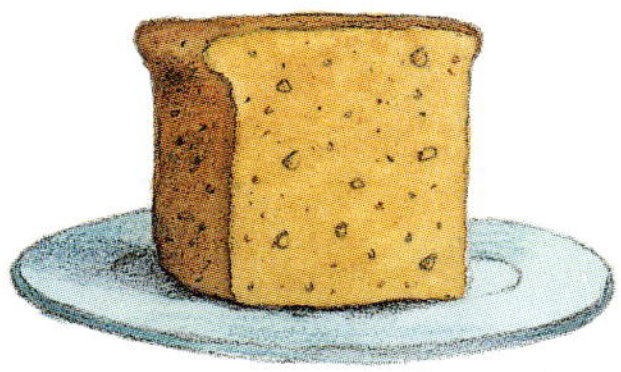

Nach einer halben Stunde
war er beim Steg mit dem Schild
„Zwei-Birken".
Er kletterte aus dem Boot und lief den Weg lang,
der zu Dollis Bau führte.
Dolli freute sich mächtig über die Haselnusskette.
Sie deckte vor dem Bau den Tisch
und brachte Hollersaft und Nusskuchen,
Wurzel-Chips und Beeren-Drops.
Dani futterte den ganzen Nusskuchen weg
und trank vier Gläser Hollersaft.
Dann spielte er mit Dolli Fangen und Verstecken.

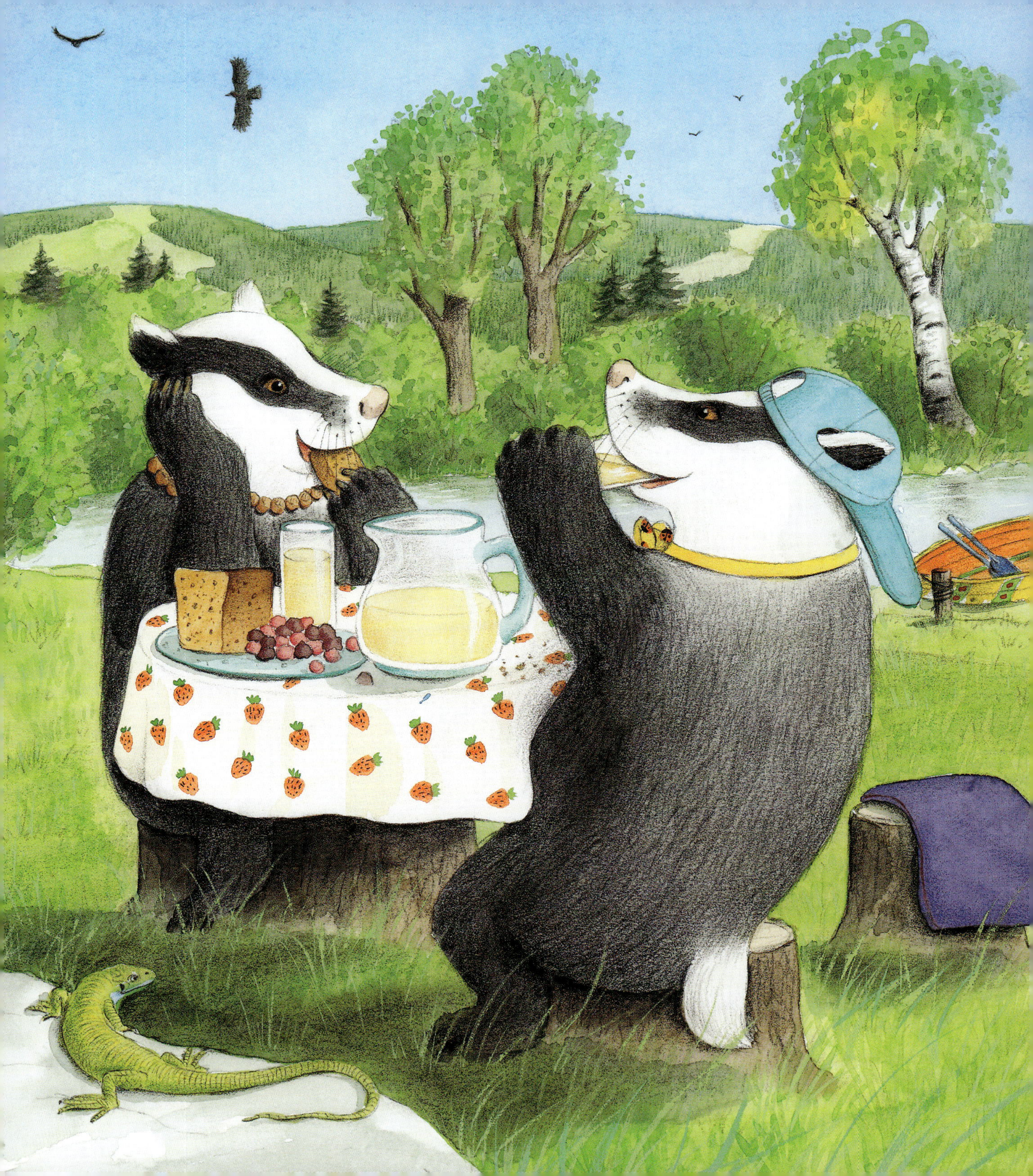

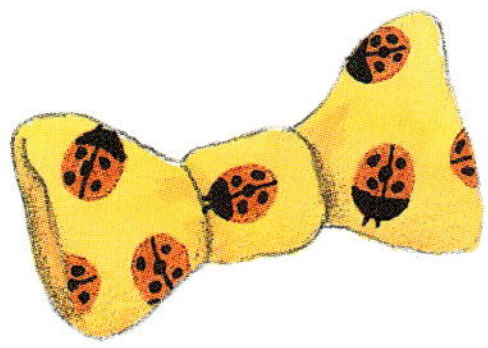

Als es Abend wurde, sagte Dollis Mama:
„Dani, du musst heimgehen,
der Weg ist weit!"
„Ach wo!", rief Dani. „Ich bin mit dem Boot da,
ich habe nur eine halbe Stunde gebraucht!"
„Das war stromabwärts!", rief Dollis Mama.
„Stromaufwärts dauert es viel länger.
Und viel mehr Kraft braucht es auch,
gegen den Strom zu rudern!"
„Wenn das so ist, dann mache ich mich
auf den Weg", sagte Dani,
gab Dolli einen Kuss und lief zum Bach.

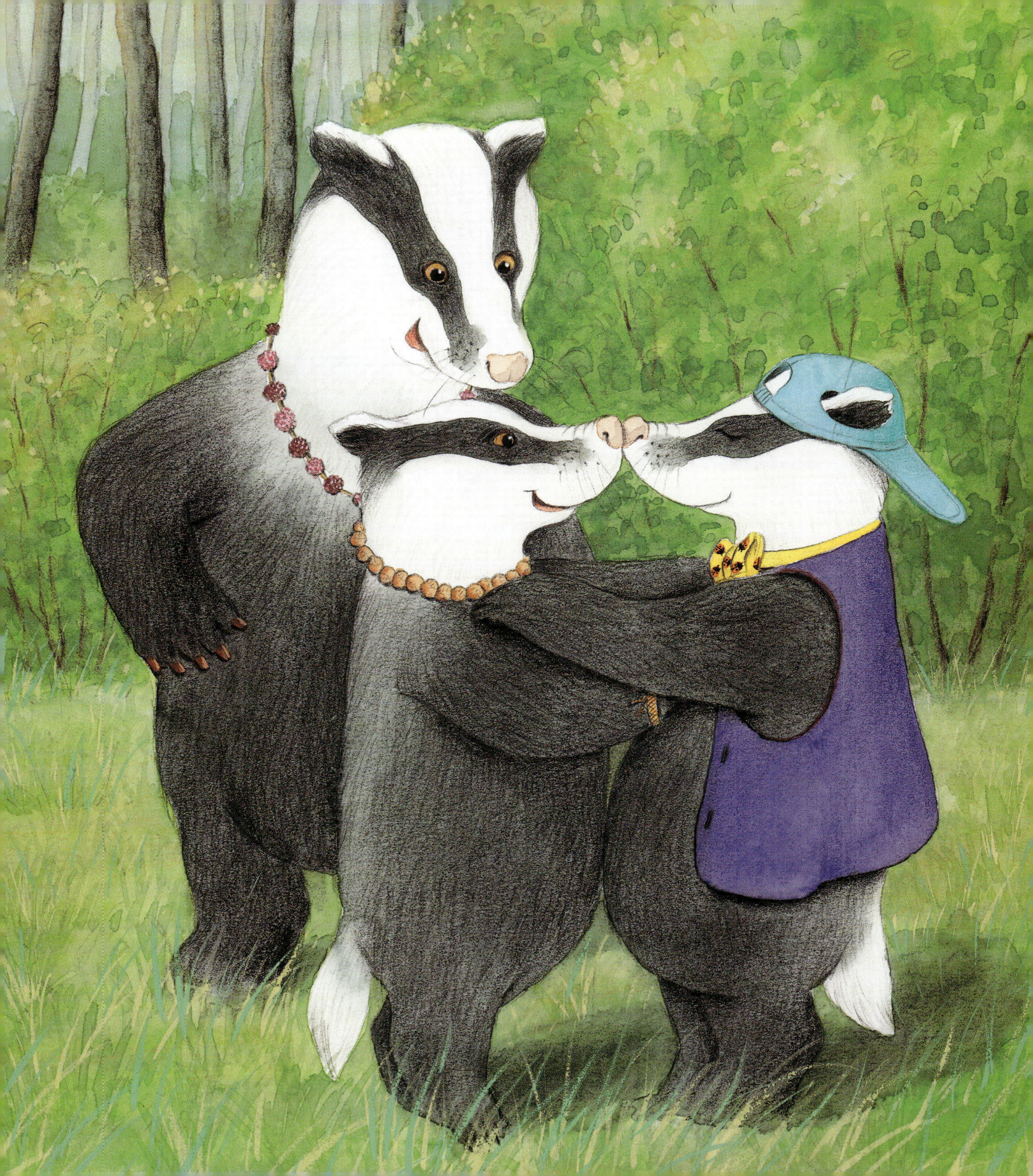

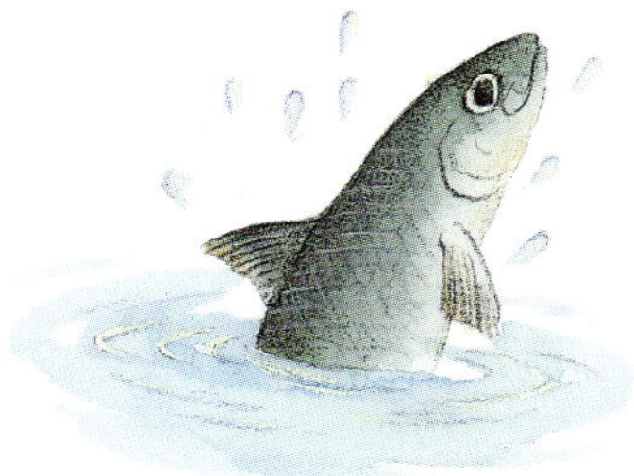

Er sprang in das Boot und ruderte.
Richtung: Heimwärts-stromaufwärts!
So viel er sich auch plagte,
er kam nicht vom Fleck.
Er hatte schon Mühe, das Boot nicht weiter stromabwärts treiben zu lassen.
„Geht echt nicht!“, keuchte er, kletterte auf den Steg, zog das Boot ans Ufer, murmelte: „Muss ich es halt ziehen“, und wollte den Bachufer-Weg entlang.
Aber der Weg war schmal, und an den Wegrändern wucherte Gestrüpp.
Das Boot war breiter als der Weg.
Unmöglich war es, das Boot zwischen dem Gestrüpp durchzukriegen.

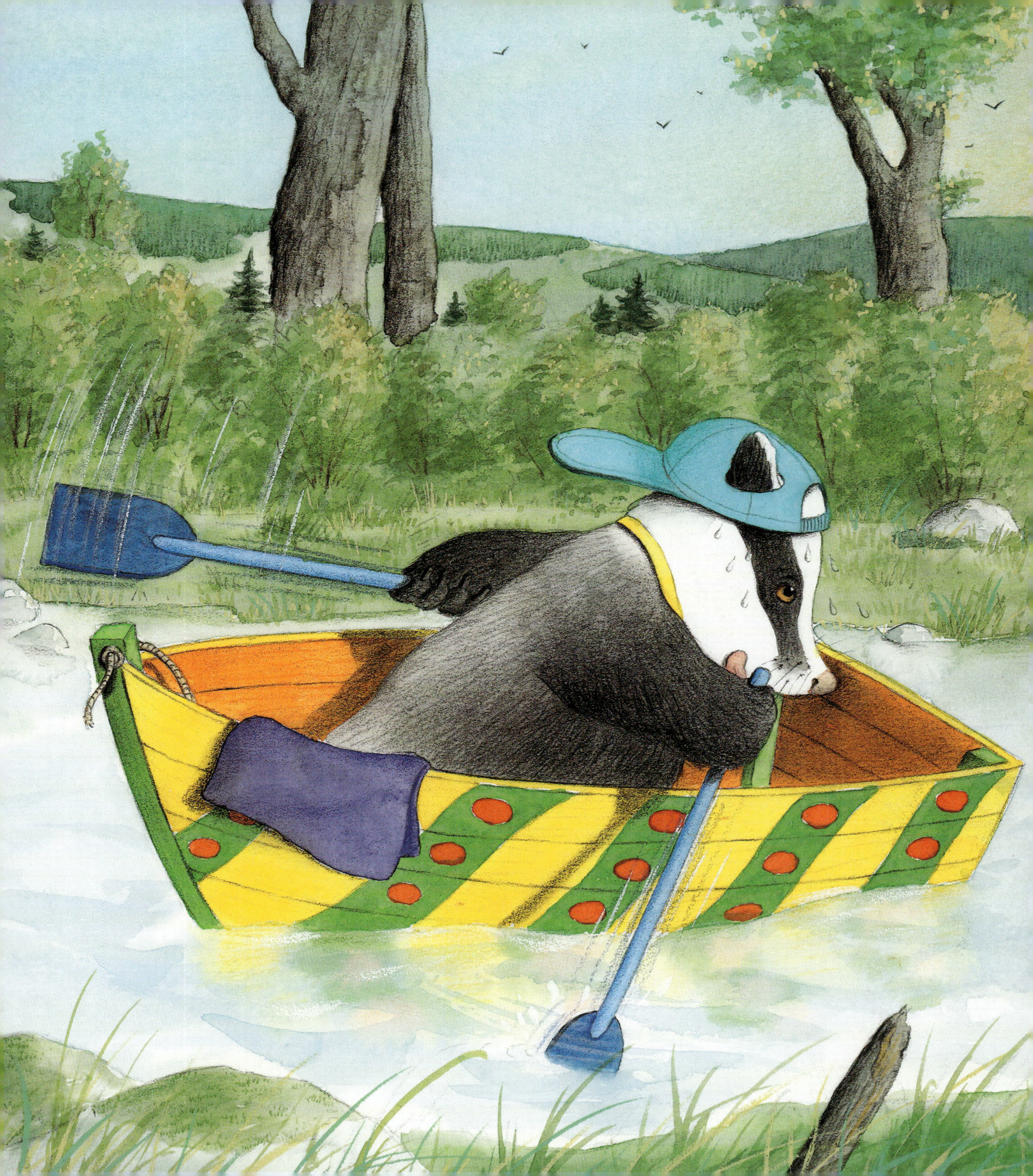

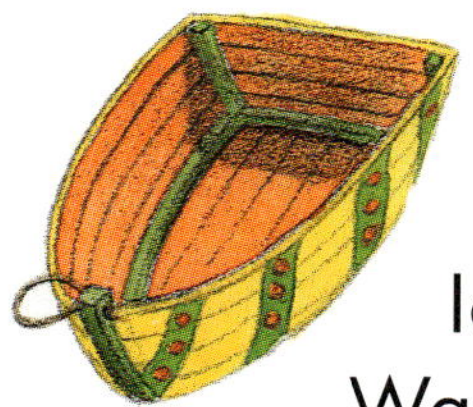

Dani dachte verzweifelt:
Ich kann das Boot nicht hier lassen!
War schon falsch, es zu nehmen,
ohne zu fragen! Wäre noch falscher,
es nicht zurückzubringen!
Und dann dachte er: Monster-Angst hin,
Monster-Angst her, es hilft nichts,
jetzt muss ich einfach quer durch den Wald!
Das bin ich Otti Otter schuldig!
Er seufzte dreimal tief, nahm das Bootsseil
in die Pfoten und marschierte dem Wald zu.

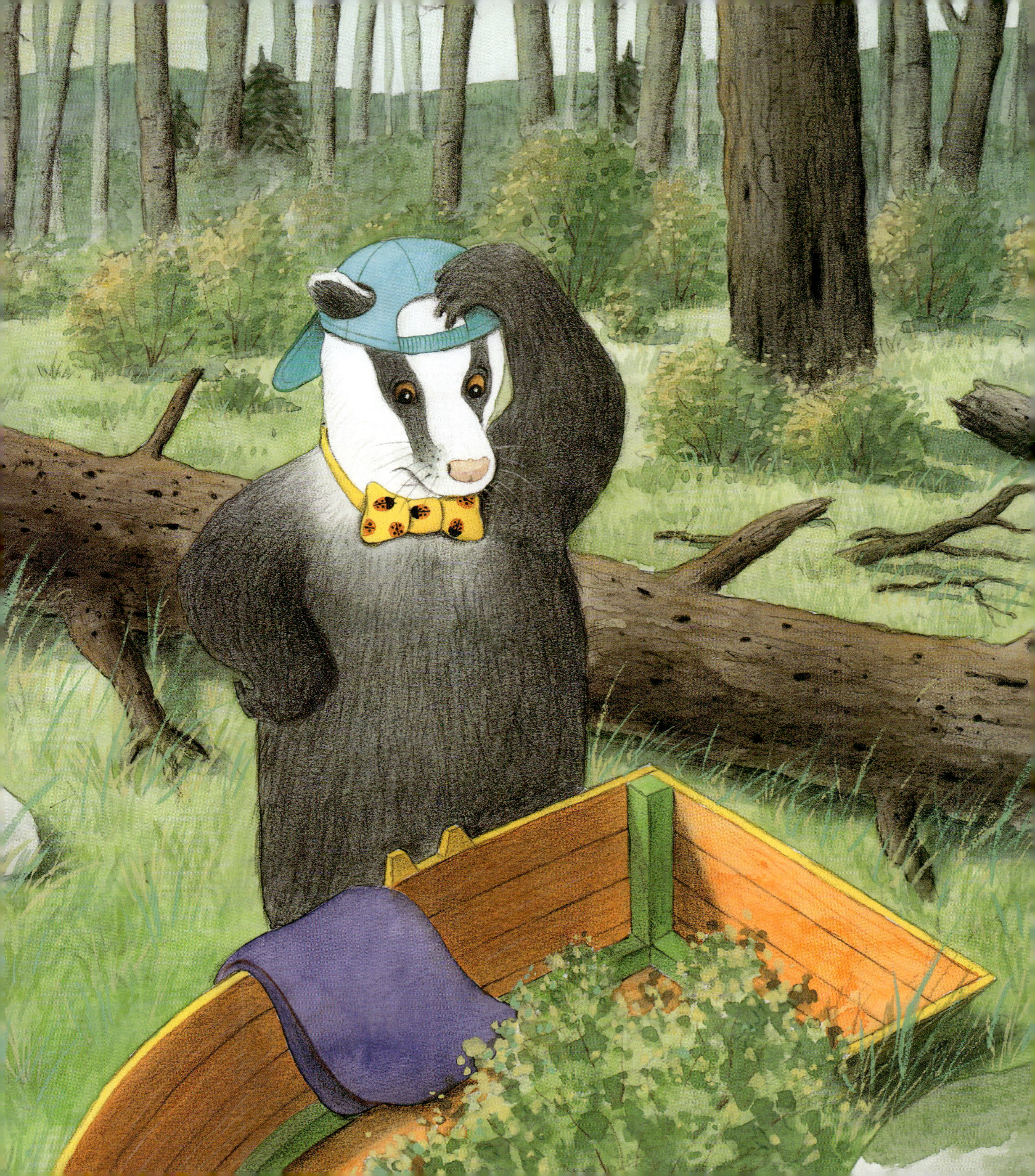

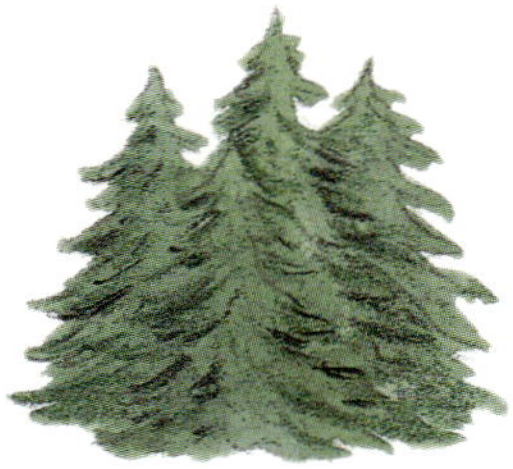

Der Weg durch den Wald war
breit genug, aber sehr holprig.
Dauernd polterte das Boot
gegen einen Stein oder stieß an eine Wurzel.
Dani dachte: Davon kriegt der neue Lack Kratzer,
die würde mir Otti Otter nie verzeihen!
Ich muss das Boot auf dem Rücken tragen,
damit der Lack heil bleibt!
Er drehte das Boot um, hob eine Seite
gerade so viel an, dass er unter das Boot
kriechen konnte, und buckelte es sich auf.
Von den Ohren bis zum Schwanz war er
unter dem Boot.

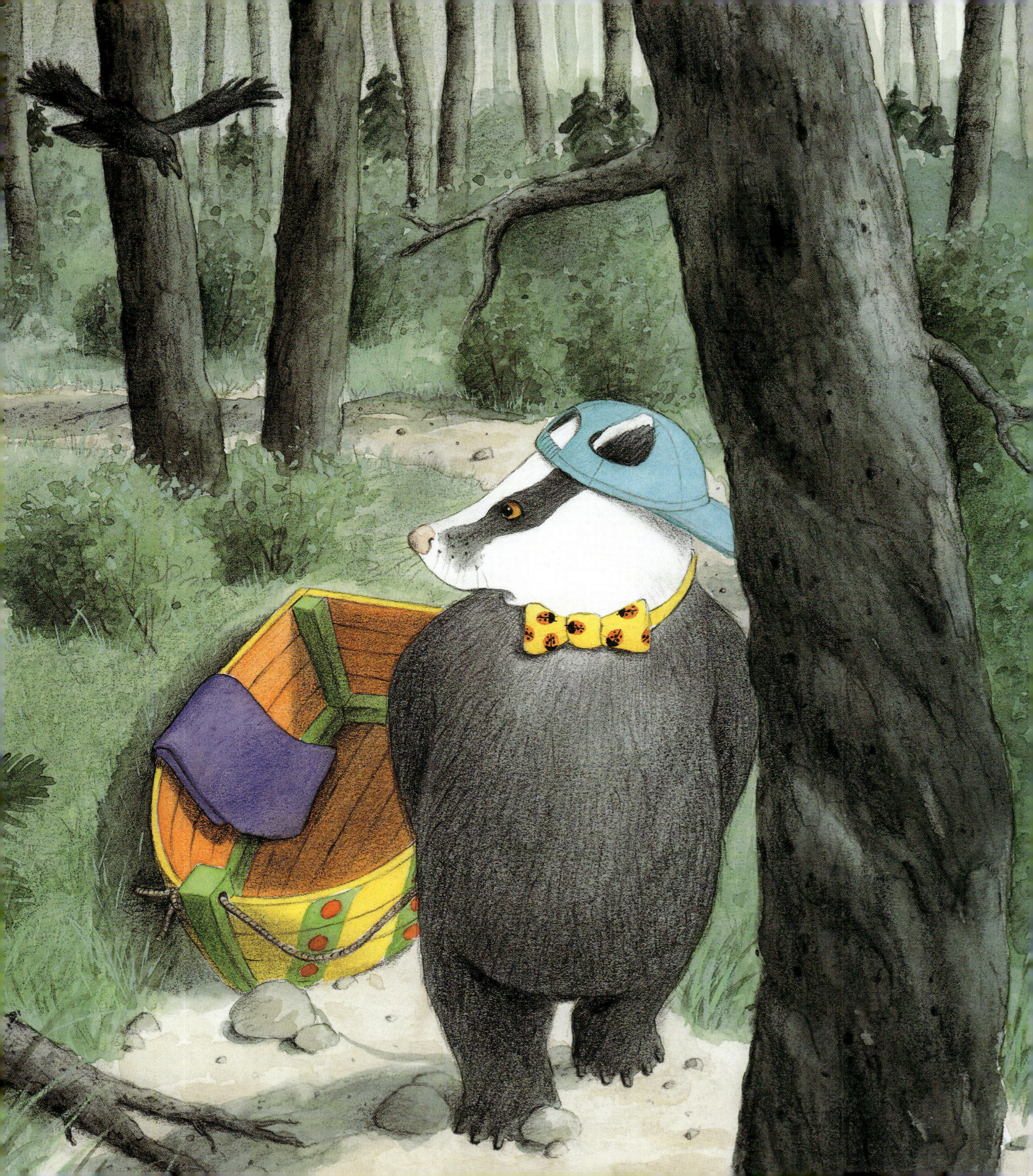

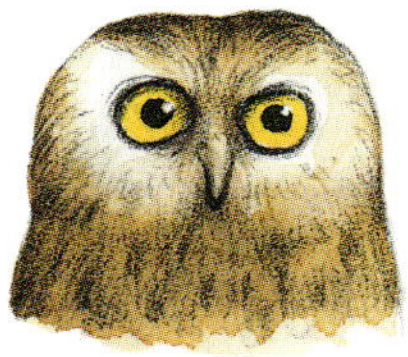

„Hauptsache, ich habe die Augen frei“,
murmelte er und marschierte los.
Er schnaufte, stöhnte, ächzte, japste
und keuchte unter der schweren Last,
aber er gab nicht auf.
Schnurstracks lief er mit dem Boot auf dem Buckel
durch den Wald, und weil er sich so plagte
und dazu aufpassen musste,
dass ihm das Boot nicht vom Rücken rutschte,
vergaß er glatt darauf,
seine Monster-Angst zu bekommen.

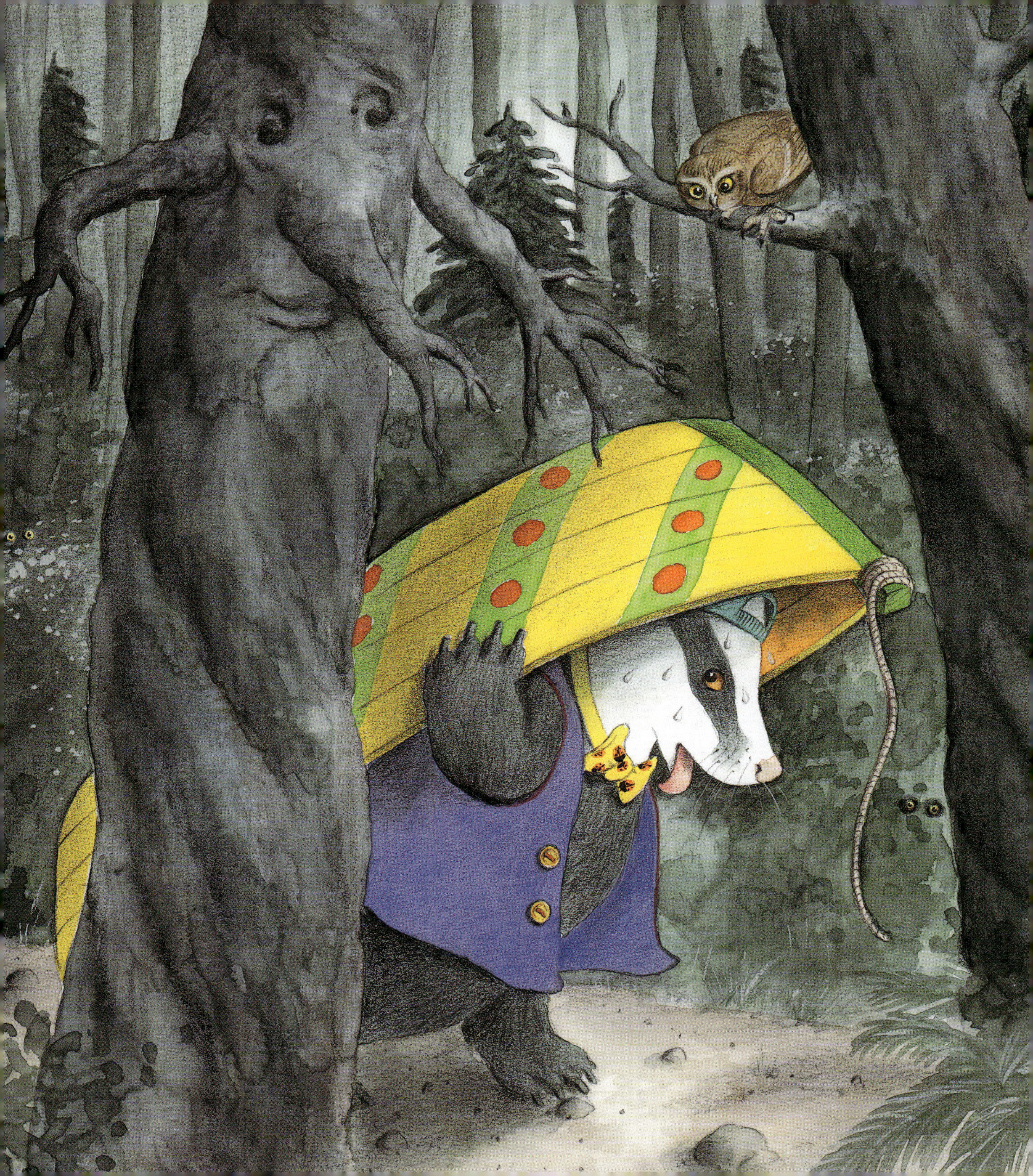

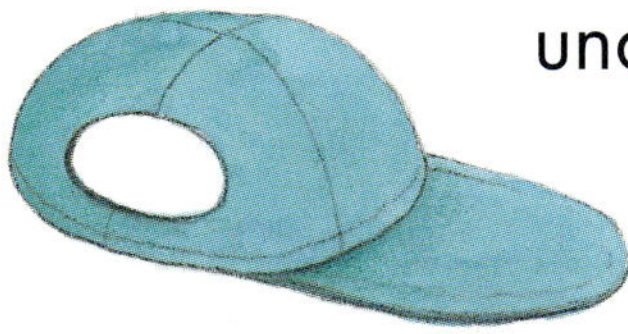

Als er endlich aus dem Wald draußen
und wieder am Bach war,
schüttelte er das Boot vom Rücken,
ließ es in den Bach gleiten,
machte das Seil am Pflock fest
und legte sich ans Bachufer zum Verschnaufen.
Und als er verschnauft hatte,
machte er sich auf den Heimweg.
Ein bisschen wunderte er sich schon, dass er
im tiefen Wald keine Monster-Angst gehabt hatte.
Aber er sagte sich: „Hauptsache, sie war weg!
Darüber, wo etwas hingekommen ist,
das man nicht mag, sollte man sich nicht lange
den Kopf zerbrechen!“

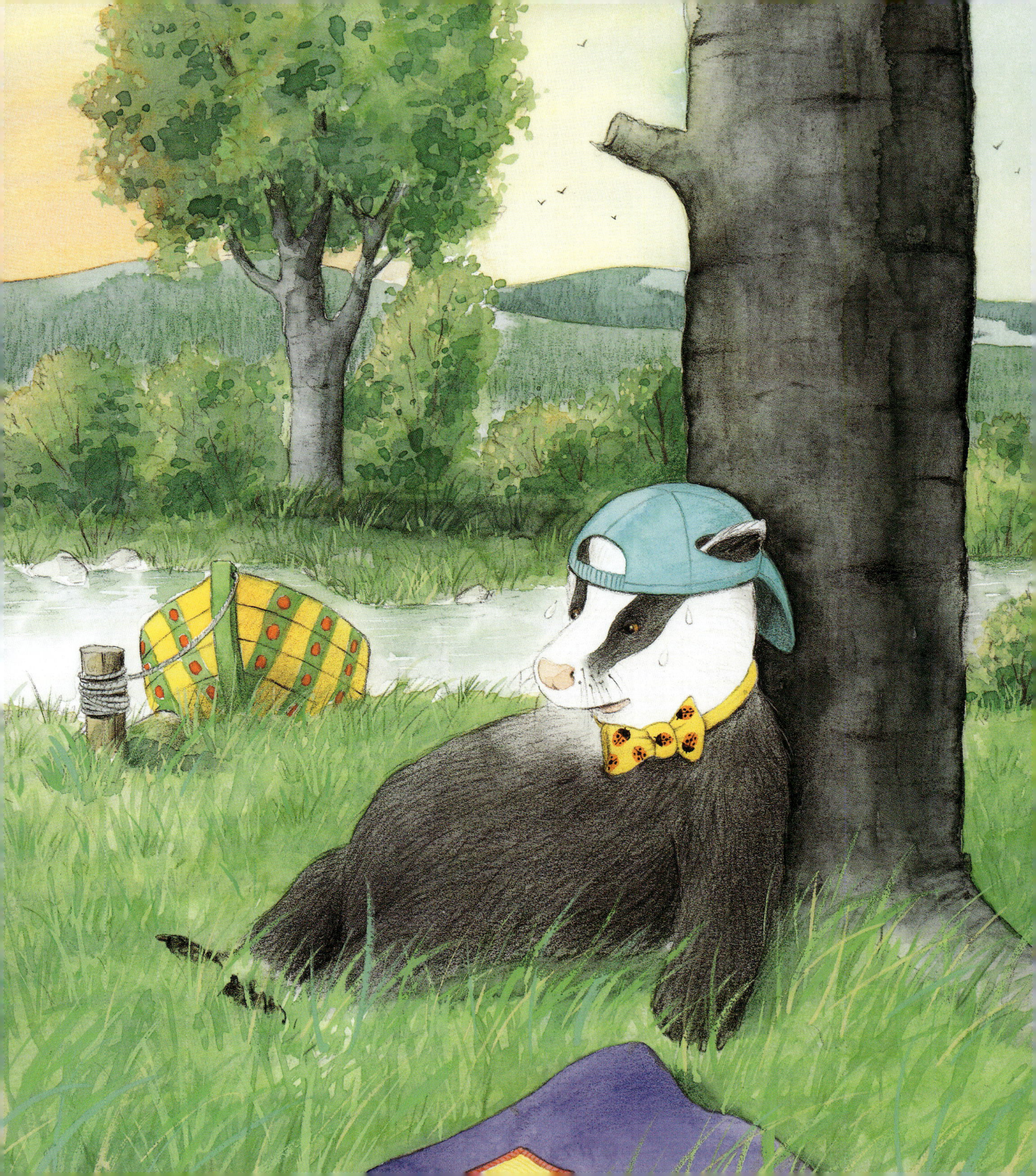

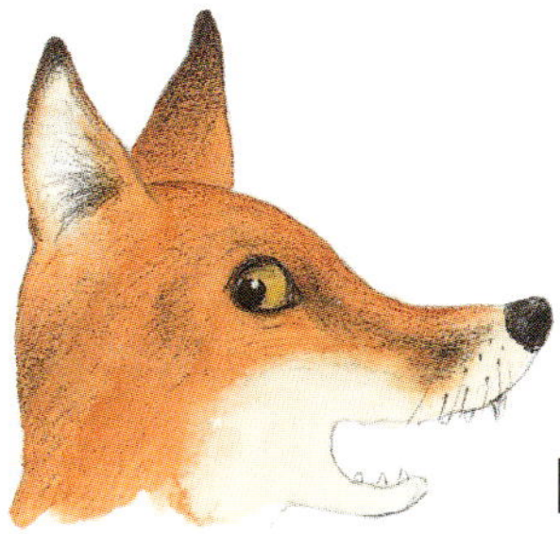

Auf der großen Wiese
kamen ihm Flo Fuchs
und Resi Rebhuhn entgegen.
Flo Fuchs rief:
„Dani, du hast Recht gehabt!
Im Wald ist echt ein Monster!"
Resi Rebhuhn rief: „Titus Taube hat es gesehen
und Ignaz Igel auch!"
„Es hat einen gelben Panzer mit grünen Streifen!",
rief Flo Fuchs.
„Es faucht fürchterlich, obwohl es
gar keinen Kopf hat", rief Resi Rebhuhn.
„Und in den grünen Streifen sind rote Warzen",
rief Flo Fuchs.
„Tief in den Wald rein", sagte Resi Rebhuhn,
„gehe ich nie-nie-nie mehr!"
„Ich auch nicht", sagte Flo Fuchs.

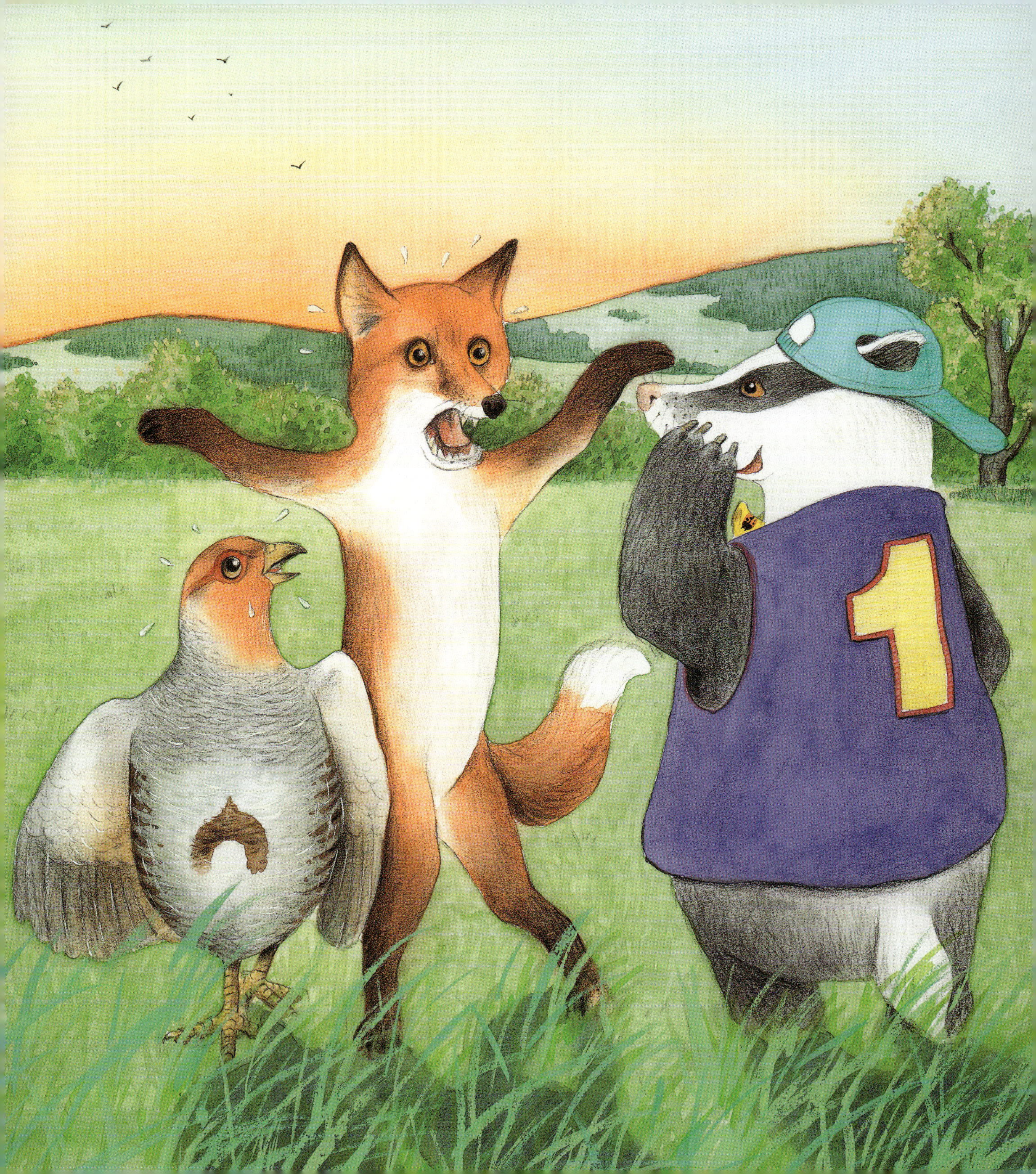

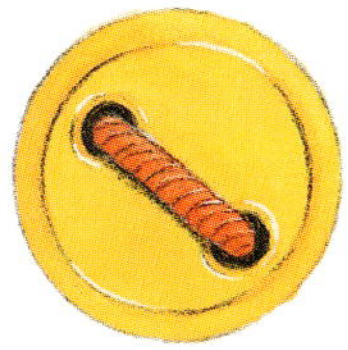

Dani Dachs linste verstohlen zum Bach,
zu Otti Otters Boot, und sagte:
„Das Monster ist weg aus dem Wald,
in den Bach rein, und kommt nie mehr raus."
Er fand, dass das nicht gelogen war.
„Woher willst du das wissen?",
fragten Flo Fuchs und Resi Rebhuhn.
Dani sagte: „Weil es ein Schwimm-Monster ist,
das sich aufs Land verirrt hat."
„Woher willst du das wissen?",
fragten Resi Rebhuhn und Flo Fuchs.
„Weil ich ihm geholfen habe,
wieder ins Wasser zu kommen", sagte Dani.
Auch das, fand er, war nicht gelogen.

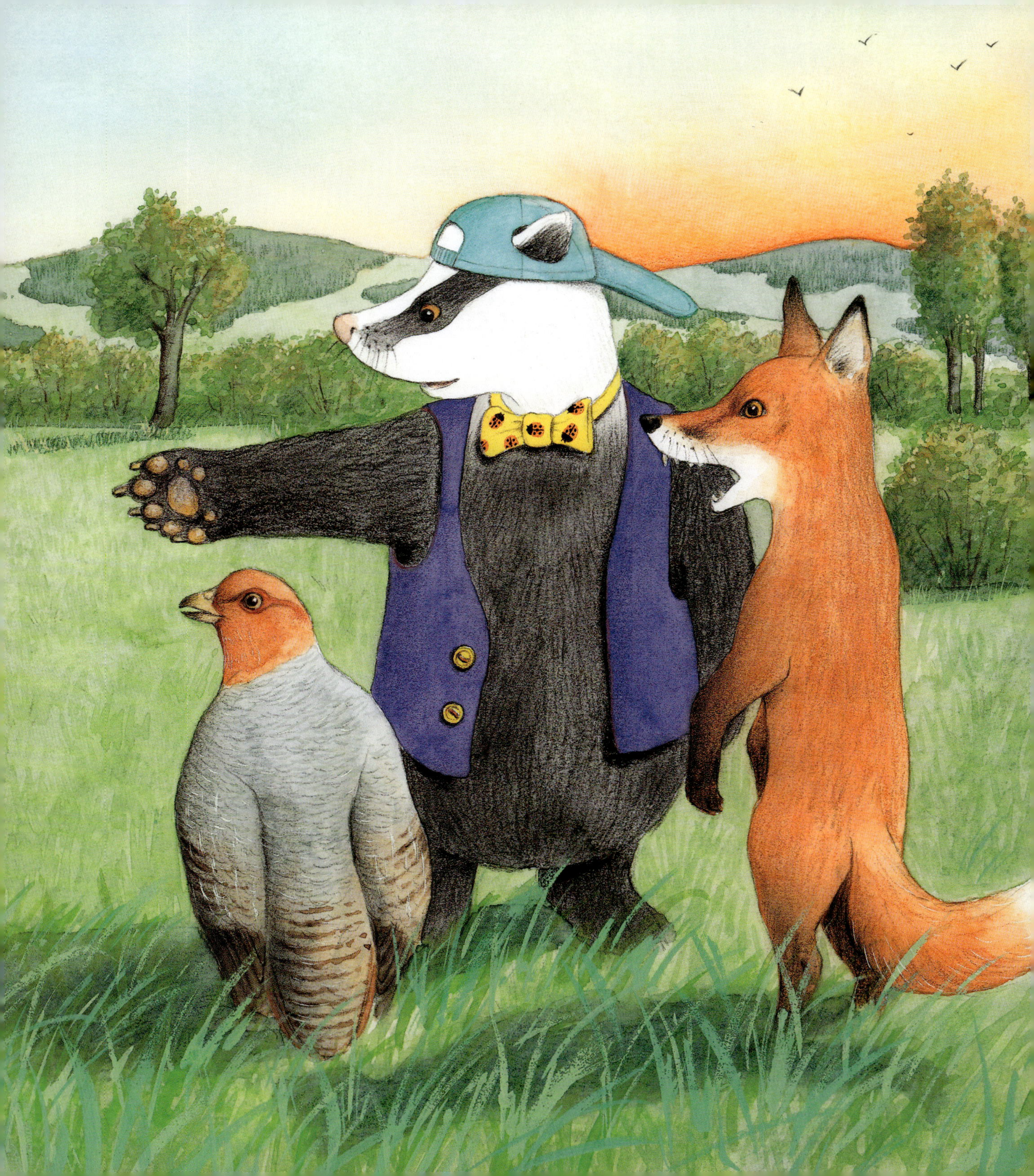

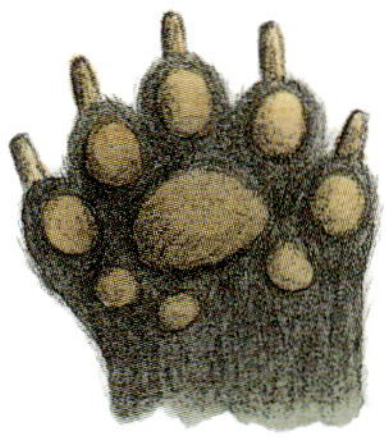

Resi Rebhuhn und Flo Fuchs riefen:
„Du lügst!"
„Ich schwöre!", rief Dani
und hob die rechte Pfote.
Weil Dani noch nie falsch geschworen hatte,
und weil das gestreifte Warzen-Panzer-Monster
auch nie mehr im Wald auftauchte,
glaubten ihm Resi Rebhuhn und Flo Fuchs.
„Angsthase" nannten sie Dani nie mehr.
Sie nannten ihn: „Unser Held!"
Einem Monster zu helfen,
wieder ins Wasser zu kommen,
ist ja auch eine echte Heldentat, oder?

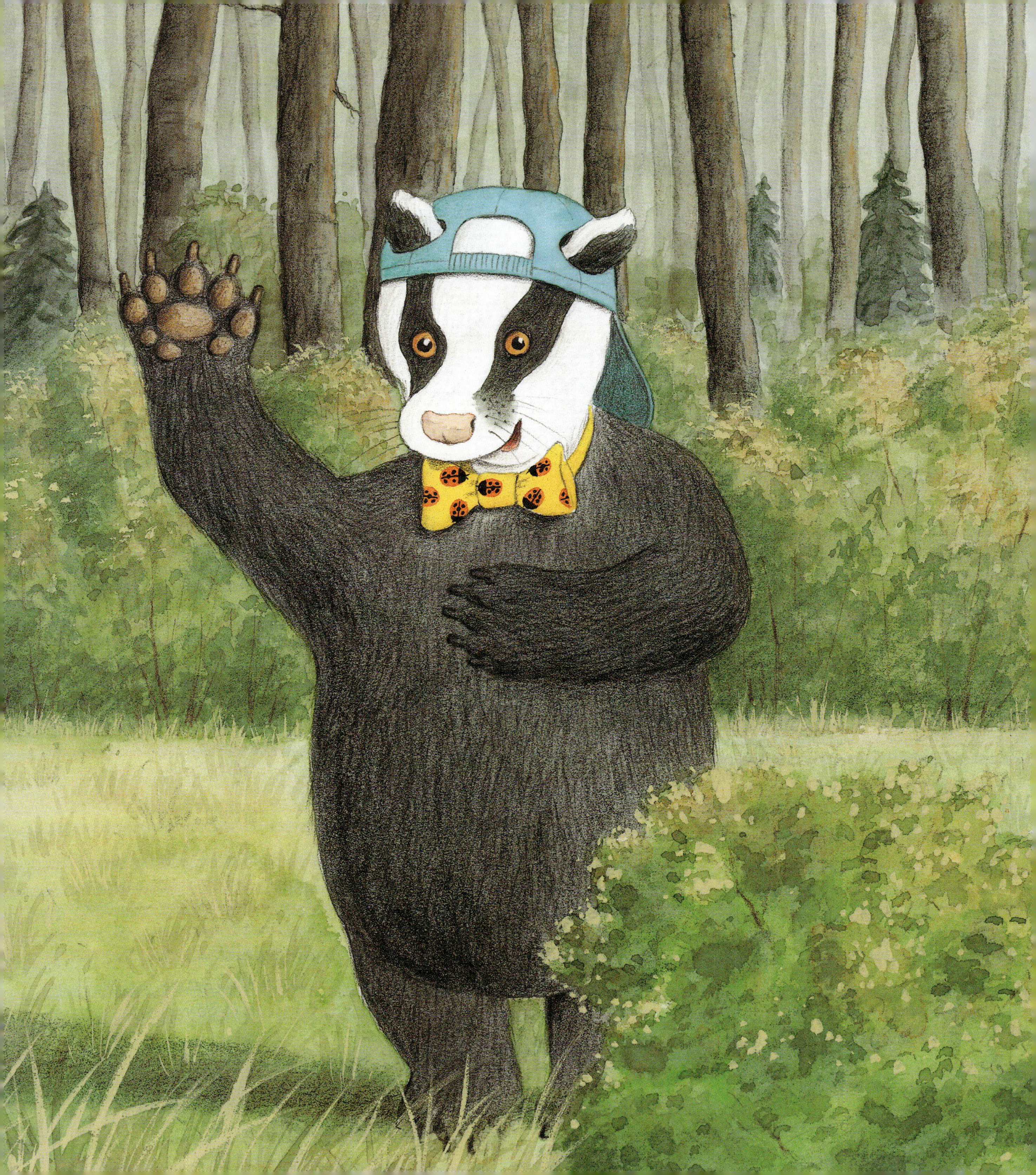

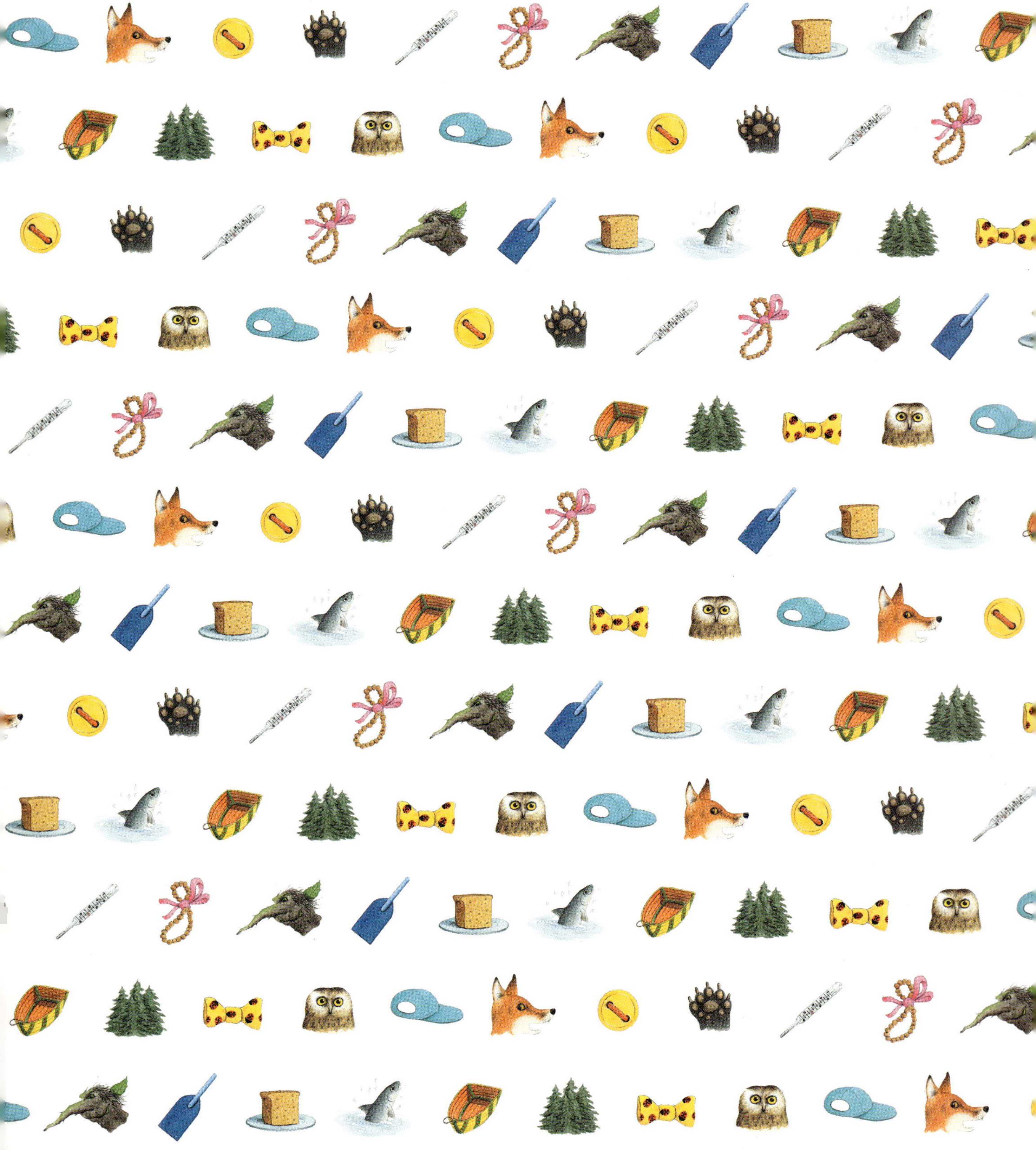